~Basische Ernährung~

Wie Sie durch eine geregelte Säure-Basen-Balance Krankheiten vorbeugen und gesünder leben

Alexander Krano

1.Auflage

Jahr der Veröffentlichung: 2017

ISBN-10: 1547025948

ISBN-13: 978-1547025947

Über das Buch

Ein bewusster und gesunder Umgang mit unserer Ernährung ist heute mehr gefragt denn je. Und dank einem immer besseren Zugang zu Informationen, ist es heute auch dem Laien möglich, sich ein solch komplexes Thema, wie die „basische Ernährung", anzueignen.

Allerdings hat dies gerade zu einem Überfluss an echten Informationen, halbgaren Halbwahrheiten und schlichten Fake-News geführt. Schauen Sie heute in das Internet, um sich über „basische Ernährung" zu informieren, dann finden Sie unglaublich viele Quellen mit den verschiedensten Meinungen. Diese Informationsflut ist zu undurchsichtig, um sich die nötigen „richtigen" Informationen überhaupt beschaffen zu können, ohne dafür ganze Urlaubstage vor dem Bildschirm zu verbringen.

Wenn Sie sich über das Thema „basische Ernährung" informieren möchten und dabei Wert darauf legen, einen überschaubaren Überblick zu bekommen, die wichtigsten Informationen zu verstehen, auch wenn diese aus dem Bereich der Biochemie stammen, und sich nach der Lektüre eine gut fundierte Meinung darüber zu bilden, dann ist dieses Buch genau für Sie geschrieben.

Hierin wird Ihnen alles, was Sie über die „basische Ernährung" wissen sollten, verständlich erklärt und auf den Punkt gebracht. Gleichzeitig bleibt das Buch dabei neutral und spricht heikle Punkte an und erklärt die wenigen Nachteile, die diese Form der Ernährung eventuell mit sich bringen kann. Es will Sie nicht belehren, sondern aufklären. Es will Sie nicht verführen, sondern Ihnen den Einstieg in die „basische Ernährung" erleichtern. Und dank einiger detaillierter Listen eignet es sich später auch als Nachschlagewerk auf Ihrem Weg in ein gesünderes Leben mit der basischen Ernährung.

Inhaltsverzeichnis

Vorwort

Seit einigen Jahrzehnten wächst das Bewusstsein für eine gesündere Ernährung konstant. Mögen es in den späten 60ern und bis in die späten 80er-Jahre auch nur einige einzelne „Spinner“, „Hippies“ und radikal erscheinende Forscher auf diesem Gebiet gewesen sein, die mehr oder weniger deutliche Worte dafür fanden, dass der Mensch seine Ernährung umstellen sollte, wenn er körperlich und mental gesünder sein möchte, um ein Maximum an Lebensqualität zu erfahren, so hat sich das in den letzten 20 Jahren massiv verändert.

Heute ist der Begriff „gesunde Ernährung“ in aller Munde, genauso wie in den Regalen der Discounter-Supermärkte immer mehr Platz für „gesunde Lebensmittel“ geschaffen wird. Es sind nicht mehr ein paar langhaarige WG-Bewohner, die zusammen am Küchentisch darüber Palaver abhalten, was eine gesunde Ernährung ausmacht und ob das überhaupt sinnvoll ist. Heute wird an jedem Stammtisch und bei jedem Gartengrillfest darüber gesprochen – über Trends, Erfahrungen und Forschungsergebnisse.

Das Thema „gesunde Ernährung“ ist im Alltag angekommen, zumindest in den wohlhabenden Industrienationen, in denen sich große Teile der Gesellschaft den Luxus überhaupt erlauben können, sich ihre Lebensmittel und ihre Ernährungsweise auszusuchen. Die Frage ist in der Regel nicht, ob eine gesunde Ernährung den angeblichen Aufwand und den teilweise voreingenommenen, subjektiv empfundenen Geschmacks-Verzicht überhaupt lohnt, sondern nur welche Art der „gesünderen Ernährung“ am meisten Sinn macht, die besten Auswirkungen zeigt und letztendlich individuell zu Ihrem Anwender passt.

Sind wir ehrlich: So ziemlich jedes Ernährungs- und Diätkonzept scheint durchaus Sinn zu ergeben. Zumindest wenn deren Befürworter und Erfinder alles „höchst logisch“ in aufmunternde oder schulmeisterlich tadelnde Worte verpacken, kann man als Laie kaum einer ihrer Theorien widersprechen. Hört man sich auf der anderen Seite die Stimmen der Kritiker an, scheinen diese genauso Recht zu haben. Und zu allem Überfluss kommen immer mehr Stimmen hinzu. Es scheint sich alles nur noch um Ernährung zu drehen:

- Gesünder hier und fair gehandelt dort?
- Bio-Siegel, Rinderwahn und genmanipuliertes Gemüse?
- Vegetarisch ist gesünder und vegan macht krank?
- Zwischendurch fasten ist gut oder doch nicht?
- Body-Mass-Index, Nährstoffe tracken und Apps zum Abnehmen?
- Plastikmüll auf molekularer Ebene im Fisch und Rodung des Regenwaldes für Anbauflächen für Tierfutter ?
- Fitnesspläne, übergewichtige Kinder und Übersäuerung?
- Depressionen auf Grund der Ernährung?
- Und so weiter und so fort…

Und das ist nur die Spitze des Eisberges, denn das Thema „Ernährung“ ist so vielschichtig wie kaum ein anderes und beinahe jeder findet neue „Probleme“ und weltverändernde, innovative Lösungen.

Man darf nicht vergessen, dass der Mensch, nach Meinung der meisten Forscher, ein Allesfresser ist. Nüsse, Früchte, Fleisch, Fisch, Wurzeln, Knollen, Pilze, Samen und Pflanzen – alles, was nicht giftig ist, scheint dem Tier „Mensch“ eigentlich ganz bekömmlich, dafür hat die Evolution gesorgt. Das ist einer ihrer Programmpunkte, welcher unsere Spezies derartig „erfolgreich“ hat werden lassen. Denn wer alles essen und verdauen kann, der hat den Tisch auch reichlich mehr gedeckt als die, die sich spezialisiert haben.

Hinzu kommt, dass die „Maschine Mensch“, also unser Organismus, hervorragend funktioniert. Ihre Mechanismen sind so komplex, dass wir sie immer noch nicht ganz verstanden haben. Unser Organismus regelt vieles von alleine. Nehmen wir Gift zu uns, so bekämpfen körpereigene Stoffe dieses und sorgen dafür, dass es abgebaut wird, zumindest wenn eine bestimmte Dosis nicht überschritten wird. Genauso sorgt der Körper selbst dafür, dass Säuren abgebaut und ausgeschwemmt werden, wenn der Mensch seinen Körper durch „falsche Ernährung“ übersäuert hat.

Deshalb darf die Frage auch ruhig gestellt werden:
Ist eine basische Ernährung, bei welcher die Übersäuerung des Körpers von vorneherein vermieden wird, überhaupt so sinnvoll, wie ihre Befürworter es nicht müde werden zu predigen, wohingegen deren Kritiker gerne behaupten, dass hier viel Tamtam um ein mehr oder weniger obsoletes Thema gemacht wird?

Und genau darum soll es im Folgenden gehen:
Wir werden die basische Ernährung einmal genau unter die Lupe nehmen und werden versuchen dabei so neutral wie möglich mit dem Thema umzugehen. Wir wollen uns dabei nicht anstecken lassen von Fanatismus, Besserwisserei und Sympathie respektive Apathie.

Wir wollen herausfinden, was eine basische Ernährung überhaupt darstellt und ob, und wenn ja, wie diese genau den Körper und damit das Leben beeinflussen kann. Denn es ist doch recht simpel von Beginn an zu behaupten, dass eine Form der Ernährung gesünder, sinnvoller und einfach um Längen besser ist, als jede andere Form und das dann seitenweise zu wiederholen und mit dem schulmeisterlich erhobenen Zeigefinger wie ein Dogma herunter zu beten.

Dagegen ist es wesentlich differenzierter, wenn wir uns zunächst einmal über die Fakten informieren, verschiedene Stimmen zu Wort kommen lassen, selbst unterschiedliche Blickwinkel einnehmen und die Informationen wirken lassen, um uns selbst eine eigene Meinung zu bilden.

Lassen Sie uns jetzt genau so vorgehen.

Basische Ernährung: Was ist es und wo kommt es her?

Zu Beginn wollen wir uns in diesem Kapitel zwei wichtige Fragen stellen:

1. **Was ist die basische Ernährung?**
2. **Wo kommt der Gedanke dieser Ernährungsform überhaupt her und wer war daran beteiligt?**

Lassen Sie uns langsam in die Thematik der „basischen Ernährung“ eintauchen, um schlussendlich das Puzzle zu komplettieren. Ein wenig Hintergrundwissen schadet nie, schon gar nicht, wenn es um ein solch komplexes Thema wie die „basische Ernährung“ geht.

Was ist die basische Ernährung?

Zuerst einmal wollen wir kurz klären, was diese Ernährungsform überhaupt darstellt. Tiefgreifende Details und weitere Ausführungen werden wir in den nächsten Kapiteln noch genau erörtern. Hier schauen wir uns nur die Theorie an, die dahinter steckt, damit wir alle von Anfang an wissen, um was es hier eigentlich geht, bevor wir über Maßnahmen und Techniken aus der Praxis sprechen können.

So ziemlich alles auf unserem Planeten hat einen sogenannten „PH-Wert“. Egal ob Shampoo oder Urin, Bier oder Tomatensoße – der PH-Wert gibt an, ob etwas eine Säure oder eine Base ist. Dabei hat man sich darauf geeinigt, dass es diesbezüglich Werte von 0 bis 14 gibt. Alles von 0 bis 6,9 ist eine Säure, alles von 7,1 bis 14 ist eine Base. Die 7 ist der neutrale Wert, welchen reines Wasser darstellt.

So hat auch der Organismus des Menschen einen PH-Wert. Allerdings ist dieser bei weitem nicht in allen Regionen des Körpers identisch. Es ist nur logisch, dass die Magensäure einen deutlich höheren Säuregehalt aufweist als beispielsweise das Blut. Wäre dem nicht so, würde unsere Verdauung nicht funktionieren, denn im Magen zersetzt die Magensäure zu Beginn die eingetroffenen Lebensmittel, die wir uns zu Gemüte geführt haben. Und hier wird nicht mit dem Skalpell, sondern mit der Streitaxt gearbeitet. Erst wenn die Magensäure ihre Vorarbeit geleistet hat, gelangt die Nahrung weiter in den wesentlich empfindlicheren Darm, der dann wiederum einen basischen PH-Wert hat, beziehungsweise haben sollte.

Aber selbst der Magen, mit seiner aggressiven Magensäure, kann übersäuert werden. Das macht sich dann unter anderem durch das als sehr unangenehm empfundene Sodbrennen bemerkbar.

Nun geht man von der Theorie aus, dass ein übersäuerter Körper nicht gesund ist. Wir haben zwar im ganzen Körper Stoffe, die sofort Alarm schlagen, wenn unser Körper, aber vor allem unser Blut, übersäuert ist. Dann werden sofort Stoffe ausgesendet, welche diese Übersäuerung neutralisieren sollen. Die Nieren und die Lunge sorgen dafür, dass der Säure-Überschuss ausgeschieden wird.

Allerdings funktioniert dieses „Puffer-System" nicht mehr besonders zuverlässig, wenn der Organismus chronisch übersäuert ist, nämlich dann, wenn wir uns über lange Zeit „zu sauer" ernähren.

Mit der einen oder anderen Übersäuerung kommt der Organismus bestens klar. Aber wenn man sich über Wochen, Monate oder sogar Jahre „zu sauer" ernährt, dann wird der Körper dadurch krank. Und genau das soll die basische Ernährung verhindern. Sie soll den PH-Wert respektive den Säure-Basen-Haushalt in den einzelnen Regionen des Körpers wieder ins Gleichgewicht bringen und so für eine dauerhafte, fundierte Gesundheit sorgen.

Das Ziel der basischen Ernährung ist also nicht eine Diät im Sinne von Entgiftung oder Gewichtsverlust. Ihr Ziel ist es vielmehr den Organismus zu vitalisieren, also gesünder zu machen und dann auch gesund zu halten. So ist die basische Ernährung also nichts, was man hier und da ein paar Tage oder Wochen „über sich ergehen lässt", sondern eine langfristige und konsequente Ernährungsumstellung, hinter der man selbst stehen muss.

Geschichtliches und biochemische Irrtümer ihrer Zeit

Jede Epoche meint, dass ihre Forscher und Wissenschaftler endlich den Stein der Weisen gefunden haben. Über die Irrtümer der vorangegangenen Jahrzehnte und Jahrhunderte wird gelacht, geschmunzelt und sich verwundert am Kopf gekratzt, während sich die Gesellschaft der Laien absolut und 100-prozentig sicher darüber ist, dass nun in ihrer „modernen" Zeit alle Irrtümer aufgeklärt seien und einem bestimmten Thema kaum noch etwas hinzuzufügen wäre.

War man sich bis ins 15. Jahrhundert noch ziemlich sicher, dass die Erde eine Scheibe sei, von welcher man runter falle, wenn man bis an ihren Rand segelt, lachte das nun aufgeklärte Volk im 16. Jahrhundert bereits über so viel Naivität, denn es hatten die Wissenschaftler doch herausgefunden, dass die Erde offensichtlich eine Kugel ist.
War man sich in einer Epoche noch ganz sicher, dass sich diese Kugel nicht bewegt, sondern alle anderen Planeten, einschließlich der Sonne, um sie drehen würden, war es einen historischen Wimpernschlag später offensichtlich, dass sich die Erde doch bewegt – und das in einem unvorstellbaren Tempo, nämlich um die Sonne.

Wie in jeder empirischen Wissenschaft hat auch die Medizin ziemlichen Unfug verbreitet, war sich dabei aber stets sicher, endlich alles verstanden zu haben. Und das gilt auch im Bereich der Ökotrophologie, also der Ernährungswissenschaft. Und gerade wenn es um das Thema „basische Ernährung" ging, haben da so manch ihrer Befürworter, im Nachhinein betrachtet, ganz schönen Unsinn erzählt. Aber auch dieser vermeintliche „Unsinn" trug letztendlich zur Entwicklung und unserer heutigen Auffassung dieser Ernährungsform bei.

Das Thema „basische Ernährung" wird seit einigen Jahren immer populärer. Wie wir zu Beginn schon herausgestellt haben, hat sich das kollektive Bewusstsein der Gesellschaft ganz klar zum Positiven gewandelt, was die Ernährung und die allgemeine Gesundheit angeht. Das ist natürlich erfreulich, aber es sorgt auch dafür, dass immer mehr selbsternannte Fachleute auf den Zug aufspringen und teilweise irgendetwas erzählen, was sich gut verkaufen lässt. Und das Konzept der basischen Ernährung eignet sich ganz hervorragend dazu, um die Leute davon zu überzeugen. Denn im Gegensatz zu vielen anderen Diäten und Ernährungsplänen klingt die basische Ernährung ziemlich wissenschaftlich. Und auch, wenn für den Laien die einzelnen, hochkomplexen biochemischen Prozesse, die bei der Verdauung stattfinden, in der Regel völlig unverständlich klingen, so klingt das Konzept der basischen Ernährung doch erst einmal ausgesprochen gut, weil es ja schließlich „wissenschaftlich“ ist. Man muss nicht alles unbedingt haarklein verstehen, denn wenn die Wissenschaftler das doch sagen, dann glaubt der Laie das nur zu gerne. Je komplexer das Thema ist und je weniger ein Laie es tatsächlich nachvollziehen kann, umso besser. Denn die selbsternannten „Gurus“ verdienen exakt mit diesen Methoden Geld, indem „Fachchinesisch“ gesprochen wird, um die gutgläubige Bevölkerung „klein zu halten“.

Aber nun zurück auf Kurs:

Tatsächlich ist das Konzept der basischen Ernährung alles andere als neu. Es ist jetzt gerade nur angesagt, deshalb hört man so viel davon. Aber es ist keine neue Erfindung. Seitdem man zwischen Basen und Säuren unterscheidet, fragen sich Wissenschaftler und Denker auch, wie das denn im Körper aussieht, was die Nahrung damit zu tun hat und wie man den Säuregehalt im Körper durch die entsprechende Ernährung beeinflussen kann.

Jan Baptista van Helmont ist zum Beispiel ein Holländer, welcher sich schon Ende des 16. Jahrhunderts seine Gedanken darüber gemacht hat. Er stellte verblüfft fest, dass sowohl Magensaft als auch Urin „sauer“ sind. Und das weiß heute beispielsweise jeder 12-jährige, der im Biologieunterricht nicht geschlafen hat.

Diese Entdeckung führte erstmals Mitte des 17. Jahrhunderts zu der Idee des Säure-Basen-Gleichgewichts im Körper, die von Francis de la Boys Sylvius formuliert wurde. Für ihn bestand die Verdauung noch aus einer Folge von Fermentierungsprozessen, an welchen sowohl Basen als auch Säuren beteiligt sind. Ein Ungleichgewicht beider mache krank. So wurden die Patienten mit Säuren behandelt, die anderen mit Laugen, also mit Basen. Dass dieses Konzept zu einfach und nicht ganz zutreffend ist, lernt heute auch jeder durch nur einen Blick in die wohl größte Enzyklopädie.

Für Henry Bence Jones war Mitte des 19. Jahrhunderts ganz klar, dass ein Zuviel an reinem Sauerstoff für die vermehrte Produktion von Säuren im Körper Schuld sei. Deshalb empfahl er in diesem Falle die Einnahme von alkalischem Mineralwasser. Und auf dieser Grundlage wiederum ersann der Amerikaner Howard Hay Ende des 19. Jahrhunderts und Anfang des 20. Jahrhunderts die Idee der Trennkost. Parallel dazu kam der Japaner Sagen Ishizuka auf die Idee der Makrobiotik.

Der österreichische Arzt Franz Xaver Mayr machte in den 20er bis 40er Jahren des 20 Jahrhunderts dann einen Satz populär, welcher auch heute noch gerne und oft von Anhängern der basischen Ernährung zitiert wird: ***„Die Säure ist das Zellgift schlechthin“***. Hilfreich dagegen sei die von ihm gelehrte und nach ihm benannte „Mayr-Kur“, die heute als überholt gilt.

Als geistiger Vater der heutigen „basischen Ernährung“ gilt vielen der Schwede Ragnar Berg, der etwa zur gleichen Zeit lebte, lehrte und forschte wie Mayr. Was ihn auszeichnete, ist, dass er sich die Mühe gemacht hat, Mineralstoffe und den Säure- respektive Basen-Gehalt der einzelnen Lebensmittel zu untersuchen. Bis dato stützten sich die Befürworter des Säure-Basen-Gleichgewichts eher auf Mutmaßungen und Mythen, die das Essen anbelangten, statt auf echte Fakten. Berg hingegen ging streng wissenschaftlich vor, indem er die einzelnen Lebensmittel zu Asche verbrannte und dann deren PH-Wert bestimmte. Allerdings gilt die damals als zutreffende

Vermutung, dass Basen „Kationen“ seien, während Säuren „Anionen“ sind, heute ebenfalls als überholt.

Berg hatte sich seine Ideen zur Interpretation seiner Forschungsergebnisse wiederum bei dem ehemaligen New Yorker Gesundheitskommissar Alfred W. McCann geholt. Der hatte 1927 ein Buch herausgebracht, welches nicht nur wegen seines Titels - *„Kultursiechtum und Säuretod – Volksernährung als Schicksalsfrage für die weiße Rasse“* - für einige Furore gesorgt hatte. McCann wetterte darin vor allem gegen fleischliche Nahrung, was zu jener Zeit für ziemliches Unverständnis sorgte. Denn Fleisch galt schon seit Jahrhunderten als „Kraftquelle“ wegen des hohen Anteils an Eiweiß. Aber, so stellt McCann fest:

„Wir wissen, dass die Fleischdiät das Blut ansäuert und dass des Menschen einzige Verteidigungsmöglichkeit gegen die Angriffe von Krankheiten auf der normalen Alkalinität (Anm. d. Verfassers: alkalisch gleich basisch) des Blutes beruht.“

und

„Wenn der Mensch sich im Übermaß mit Fleisch vollstopft und gezwungen ist, die Abfallprodukte zu neutralisieren, die durch die Fleischverdauung entstehen, ... dann lebt er von unzulänglicher Nahrung.“

McCanns Wortwahl ist sicherlich seiner Zeit geschuldet. Er hätte sich aber auch ruhig etwas weniger radikal äußern können, wenn er Fleischesser unter anderem als „Nierenmörder“ bezeichnet und dies wie folgt begründete:

„Mord ist unter Todesstrafe gestellt. Selbstmord gilt Millionen von Menschen als verabscheuungswürdiges, den göttlichen Gesetzen widersprechendes Verbrechen. Aber der Nierenmörder läuft kreuzfidel herum ... Unsere Nieren können nicht reden. Sie müssen einfach stumm bleiben, bis das Maß körperlicher Leiden und Störungen voll ist und wir uns plötzlich nach irgendeiner mysteriösen Krankheitsursache umschauen.“

Und er geht noch weiter und denunziert Fleischesser gleich noch als „Unpatrioten“ und „Vaterlandsverräter“:

„Nein, solche Leute sind keine Patrioten. Sie helfen uns den Krieg nicht gewinnen (gemeint war noch der 1. Weltkrieg, Anm. d. Red.). Sie sind die, Nierowiki' von Amerika, und wenn das Chaos, über das sie herrschen, nicht durch ihren Unverstand herbeigeführt würde, müssten sie als Vaterlandsverräter erschossen, und ihr Fleisch als Dung für die vaterländische Erde verwendet werden.“

Harte Worte, die einen Ernährungsberater in weiten Teilen der Bevölkerung damals sicherlich nicht sehr beliebt gemacht haben. Ragnar Berg hat sich dann auch bewusst sanfter ausgedrückt, aber inhaltlich zieht er mit McCann voll und ganz an einem Strang. Er drückt es wie folgt aus:

„Eine gesunderhaltende Nahrung muss durchschnittlich mehr Verbindungsgewichte unorganischer Basen enthalten, als zur Absättigung der gleichzeitig eingeführten unorganischen Säuren notwendig ist.“

Und weiter:

„Eiweißstoffe enthalten stets mehr Säurebildner als Basenbildner, weshalb eine eiweiß- und fettreiche Nahrung zur allgemeinen Übersäuerung führen muss ... Knollen und Gemüse sowie Früchte sind die wichtigsten, ja fast die einzigen Träger von Basen ... auf unserem Speisezettel.“

Da Gemüse bekanntlich die meisten Basen beim Kochen verliert und diese mit dem Abgießen des Kochwassers im Ausguss verschwinden, war es von hier aus kein weiter Weg zur Forderung nach einer strikten Rohkost-Ernährung.

Das klang zu Beginn ziemlich richtig und wissenschaftlich. Aber die wissenschaftliche Forschung ging natürlich munter weiter und zum Leidwesen der Idee von McCann und Berg stellte sie bald fest, dass Ammoniak, welcher bei der

Neutralisierung von Säuren entsteht, keineswegs ein giftiges Produkt ist, welches sich im Körper als Schlacke festsetzt.

Biochemiker fanden vielmehr heraus, dass Ammoniak ein Endprodukt des Verdauungsprozesses ist, welches wiederum bei Abbau aller stickstoffhaltigen Substanzen entsteht. Es ist also egal, ob das Eiweiß durch tierische Nahrung wie Fleisch oder pflanzliche Nahrung, wie zum Beispiel Erbsensuppe, aufgenommen wird. Beim Abbau entsteht immer Ammoniak als Endprodukt. Es stellte sich heraus, dass der Körper dieses Endprodukt Ammoniak sogar dringend benötigt, um damit (als Ammonium) saure Protonen überhaupt ausscheiden zu können.

Mit anderen Worten: Was vorher als Beweis der Richtigkeit und Notwenigkeit der basischen Ernährung (nach Berg und McCann) galt, stellte sich nicht nur als unzutreffend, sondern sogar als der Gegenbeweis heraus. Was diese Form von Ernährung besser machen sollte, machte sie im Prinzip nur schlimmer. Denn der Körper kann in einem gesunden Zustand sehr gut mit Zellgiften umgehen und diese neutralisieren. Ammoniakerzeugende Nahrungsstoffe, sprich Eiweiße, müssen dem Körper zugefügt werden, damit er nicht krank wird. Es kommt darauf an, ein gesundes Maß zu finden und nicht darauf, radikal zu werden.

Wie wir in diesem kurzen biochemisch-historischen Abriss und vor allem aus den Zitaten von McCann unschwer erkennen können, ist es nie besonders klug und weitsichtig, eine Ernährungsform von vorneherein zu verteufeln beziehungsweise sie als der Weisheit letzter Schluss und endgültige Alternative und Antwort zu betrachten. Auch wenn es um die modernen Erkenntnisse bezüglich der basischen Ernährung geht, darf und sollte man sich dem Thema immer von mehreren Seiten aus nähern. Denn die Biochemie, die in unserem Körper vor, während und nach der Verdauung von Nahrungsmittel stattfindet, ist äußerst kompliziert und gerade für Laien nicht immer leicht zu verstehen. Aber wir müssen auch nicht alles verstehen, dafür sind die Biochemiker da. Was wir aber sollten, ist denen, die am lautesten schreien und uns versuchen auf Gedeih und Verderb zu überzeugen, nicht direkt jedes Wort zu glauben. Das hat noch nie gut geendet, weder in der Ernährungsberatung noch in der Politik oder sonst wo.

Wenn es um Ernährung geht, dann kochen die Gemüter nur zu gerne und viel zu oft über. So manche Sichtweise darauf wird schnell zu einer Weltanschauung, die fundamentalistisch anmutet. Das ist verständlich, denn ***„der Mensch ist, was er isst“***. Trotzdem sollten wir einen kühlen Kopf bewahren, Informationen sammeln, auswerten und uns eine eigene Meinung bilden. Gerade wenn wir etwas so komplexes wie die basische Ernährung überhaupt verstehen wollen.

Das kann und sollte uns die Geschichte lehren.

Grundsätze der Biochemie und Medizin zur basischen Ernährung

Im folgenden Kapitel richten wir unsere Aufmerksamkeit einmal dem theoretischen Verständnis bezüglich Biochemie und basische Ernährung. Was ist eine Säure genau und was ist eine Base? Wie wirken sich beide auf unseren Körper aus? Wie und warum wirkt sich eine basische Ernährung gesund auf den Körper aus? Hier werden wir durchaus etwas genauer und vielleicht muss man das eine oder andere auch zwei Mal lesen, um es vollumfänglich verstehen zu können. Aber da es von Vorteil ist, wenn man sich über basische Ernährung informieren möchte, dass man sich mit fachspezifischem Hintergrundwissen ausrüstet, muss dieses theoretische Kapitel dem daran folgenden praktischen Kapitel vorangehen.

Hefte raus! Chemietest!

Die wenigsten haben in Chemie oder in Biologie genug aufgepasst, um noch zu wissen, was genau auf der molekularen Ebene passiert, wenn eine Säure beziehungsweise eine Base entsteht und wie die beiden sich gegenseitig neutralisieren. Deshalb wollen wir das hier so kurz und so verständlich wie möglich einmal beleuchten. Es ist ähnlich wie in der Schule – da müssen wir jetzt durch, wenn wir verstehen wollen.

Charakteristisch für Säuren ist, dass sie Wasserstoffionen, [H+] oder Protonen genannt, abgeben. Je leichter sie die Protonen abgeben, desto stärker ist die Säure. Und je mehr sich davon in einer Lösung befinden, desto „saurer" ist diese. Im Wasser sind die Gegenspieler der Protonen Hydroxylionen [OH-], die zu Basen gehören. Treffen Wasserstoffionen und Hydroxylionen aufeinander, neutralisieren sie sich. Eine Lösung, in der sich gleich viele [H+[und [OH-] befinden, ist also neutral. [H+] und [OH-] ergeben nämlich [H2O], also Wasser. Um das Verhältnis von [H+] und [OH-] zu beschreiben, nutzt die Chemie den PH-Wert.

Ein PH-Wert von 7 beschreibt neutrale Flüssigkeiten. Ist der Wert niedriger, so wäre diese Flüssigkeit sauer. Wenn dieser Wert höher als 7 ist, dann handelt es sich um eine basische Flüssigkeit.

Verstanden? Super! Dann haben wir einen Grundsatz der Chemie wieder auffrischen können und haben dadurch die Möglichkeit uns weiterhin bequem mit der basischen Ernährungsform zu befassen.

Die PH-Werte im menschlichen Körper

Wie schon kurz angesprochen, gibt es nicht den einen PH-Wert im menschlichen Körper, denn wir unterscheiden grundsätzlich vier Regionen und deren PH-Werte, wenn es um das Thema Gesundheit beziehungsweise eine gesunde Ernährung geht.

Der Mund

Wenn wir unsere Nahrung aufnehmen, wird diese im Mund durch das Kauen zerkleinert. Gleichzeitig fangen Enzyme in unserem Speichel mit der Zersetzung beziehungsweise der Verdauung an. Denn damit wir unsere Nahrung verdauen können, muss diese in ihre einzelnen chemischen Stoffe geteilt werden. Zudem gibt es einige langgliedrige Molekül-Stränge, die wiederum ebenfalls zerkleinert werden müssen, damit der Körper sie überhaupt aufnehmen kann. All das geschieht nach dem Kauen rein chemisch. Damit der Speichel genug Enzyme in die gekaute Nahrung abgeben kann und damit diese Nahrung auch zu einem gut zerkleinerten Brei wird, sollte man sich beim Kauen Zeit nehmen und nicht schlingen.
In der Mundhöhle herrscht ein bestimmter PH-Wert, meist ist er neutral bis leicht basisch, also in Bereichen zwischen 7 und 7,1. Ist der Mensch übersäuert, so ist das die Mundhöhle auch. Nicht nur sorgt das meistens für unschönen Mundgeruch und einen schlechten Geschmack im Mund, sondern behindert auch die optimale chemische Zersetzung der Nahrung. Bei starker Übersäuerung können sogar unsere Zähne Schaden nehmen.

Der Magen

Im Magen erwartet die vom Mund zerkleinerte und mit Enzymen angereicherte Nahrung dann die Magensäure. Wie der Name schon sagt, handelt es sich um eine Säure. Diese ist auch relativ aggressiv, aber da die Magenwand daran

gewohnt ist, macht ihr das nichts aus. Allem anderen, was in die Magensäure gelangt, wird chemisch ziemlich zugesetzt.
Im Magen herrschen daher immer PH-Werte von unter 7 – also „saure“ Werte. Das ist nicht ungesund, das ist notwendig. Wird der Magen aber zu sauer, dann kommt es zu Beschwerden wie Sodbrennen und Übelkeit.

Der Darm

Interessanterweise fühlt sich die Darmflora nur in einem leicht basischen Milieu wohl, obwohl es im Magen doch so „sauer“ zugeht. Deshalb sollte der PH-Wert hier leicht über 7 liegen. Ansonsten fühlt sich der Darm nicht wohl und kann die Nahrung nicht optimal verdauen. So kommt es bei einer chronischen Übersäuerung im Darm zu zahlreichen Beschwerden wie einer schlechten Haut, Verdauungsschwierigkeiten, einem Ausscheiden von Nährstoffen, die noch nicht verdaut wurden und damit eventuell zu einem Nährstoffmangel. Die Liste ist lang, deshalb machen wir es an dieser Stelle kurz: Fühlt sich der Darm nicht wohl, fühlt sich der ganze Mensch nicht wohl.

Das Blut

Hat der Darm die Nahrung verdaut, werden die einzelnen Nährstoffe, die er gebrauchen kann, durch die Darmwand an das Blut abgegeben. Das, was der Körper nicht gebrauchen kann oder nicht vollständig verdaut hat, kommt „unten“ wieder raus und landet in der Latrine.
Durch das Blut werden die Nährstoffe dorthin im Organismus transportiert, wo sie gebraucht werden. Und wenn durch den Darm zu viele Säure-bildenden Nährstoffe in das Blut abgegeben werden, dann übersäuert auch das Blut, was wiederum extreme Konsequenzen haben kann.
Im Blut herrscht ein basischer PH-Wert. Dieser liegt zwischen 7.35 und 7.45. Und jetzt wird es interessant: Denn es ist selbst bei der schlechtesten, sauren Ernährung oder bei der heftigsten, basischen Ernährung kaum möglich unter respektive über diese Werte zu kommen. Sowohl wenn das

Blut unter oder über die Toleranzgrenze gerät, ist man meistens kurz davor, „den Löffel abzugeben“, der einen vorher so einseitig ernährt hat. Ein PH-Blutwert von unter 7.35 wird eigentlich nur erreicht, wenn ein Ausscheidungsorgan wie die Lunge oder die Niere massiv geschädigt ist.
Durch eine basische, gesunde Ernährung justiert man also den PH-Wert des Blutes im feinstelligen Kommabereich. Das hat dann bereits enorme positive Auswirkungen auf den gesamten Organismus. Übertreibt man es auf der anderen Seite aber und ernährt sich nur noch mit Basen-bildenden Nahrungsmitteln, dann wird der PH-Wert des Blutes leicht zu hoch – und das ist ebenfalls nicht gesund.

In der Medizin spricht man also von einer Übersäuerung – der Fachbegriff hierfür ist „Azidose“ - wenn der PH-Wert im Blut unter die magische Marke von 7.37 fällt. Dann wird es wirklich ernst. Steigt der Wert zu sehr ins basische, nämlich über die Marke von 7.45, dann wird der Hausarzt ebenfalls ernsthaft nervös – hier spricht der Mediziner von einer „Alkalose“.

Wie der menschliche Körper überschüssige Säure entsorgt

Der menschliche Organismus ist ein wahres Wunderwerk. Der Aufbau des Skeletts und der Muskeln, die verschiedenen Organe und ihre komplexen Funktionen, das Gehirn, das Blut – es ist wirklich faszinierend, egal welches Detail am und im Körper man sich genauer anschaut.
Genauso faszinierend ist, wie der Körper auf eine Übersäuerung reagiert. Denn er wird ja nicht sofort ernsthaft oder dauerhaft krank, wenn man mal ein paar Burger zu viel isst oder mit etwas Alkohol über die Stränge schlägt.

Wenn wir unserem Körper zu viele Säure-bildenden Nahrungs- oder Genussmittel zuführen, so reagiert er darauf zuerst einmal mit seinen eigenen Abwehrkräften. So gibt es im Blut bestimmte spezialisierte Puffer-Substanzen, welche die Säure-bildenden Stoffe quasi einfangen, unschädlich machen und dahin transportieren, wo sie entsorgt werden können. Allen voran beteiligt an diesem Prozess ist das Bikarbonat.

Maßgeblich scheidet der Körper „saure“ Stoffe auf zweierlei Arten aus. Zum einen über die Lunge: In Kohlendioxid umgewandelt atmen wir saure Stoffe über die Lunge aus. Das ist ein hoch komplexer Prozess. Zuerst einmal muss die chemische Umwandlung im Blut in Kohlendioxid erfolgen. Dann transportiert das Blut dieses bis in die feinen Kapillaren der Lunge, wo es wiederum an die Luft abgegeben wird. Noch wichtiger ist die Ausscheidung dieser sauren Stoffe über die Niere. Dabei werden Wasserstoffionen und Ammoniumionen durch den Urin ausgeschieden.

Die Bestimmung des PH-Wertes

Den PH-Wert des Blutes kann leider nur ein Arzt zuverlässig bestimmen. Hierfür wird entweder arterielles Blut oder venöses Kapillaren-Blut, also Blut aus den sehr feinen Venen, abgenommen. Will man wirklich wissen, wie es um den eigenen PH-Wert bestellt ist, dann bleibt der Gang zum Arzt also nicht aus.
Diese Messung des PH-Wertes findet allerdings bei jeder Routineuntersuchung, bei welcher auch Blut abgenommen wird, fast immer automatisch statt. Sie könne Ihren Arzt einfach mal konkret darauf ansprechen und eventuell einen Check für alle drei Monate mit ihm vereinbaren. Dann bekommen Sie mittel- und langfristig ein ziemlich klares Bild über Ihren PH-Wert.

Was überhaupt keine Aussagekraft hat, sind PH-Tests, die man anhand des Urins vornimmt. Hierfür kauft man sich einfach für ein paar Euro PH-Teststreifen in der nächsten Apotheke und hält diese in seinen Urin. Das wird einem zwar in manchem Forum empfohlen, ist aber eigentlich ziemlich unprofessioneller Unsinn.
Ein PH-Test im Urin ist immer nur eine Momentaufnahme. Und da der PH-Wert im Urin im Laufe des Tages normalerweise zwischen einem Wert von 5 bis 8 schwankt, ist so eine Momentaufnahme natürlich absolut nichtssagend. Morgens nach dem Aufstehen, wenn man über längere Zeit nichts gegessen hat, ist er deutlich „saurer" als zwei Stunden nach einer ausgewogenen Mahlzeit.

An dieser Stelle sei auch darauf hingewiesen, dass viele seriöse Experten der Meinung sind, dass einzig und allein die Messung des PH-Wertes im Blut ebenfalls nicht ausreichend ist, um ganz genau über das komplexe Verhältnis von Basen und Säuren im Körper und damit der Gesundheit Aussagen zu treffen.
Auch wenn es an dieser Stelle etwas unwissenschaftlich klingt: Verlassen Sie sich einfach auf Ihr Gefühl. Fühlen Sie sich besser, seit Sie sich mittelfristig basisch ernähren? Gibt es bestimmte Änderungen in Ihrer Ernährung oder bestimmte

basische Lebensmittel, die Ihnen besonders gut tun? Gut! Dann hat sich Ihr PH-Wert im Blut wohl anscheinend etwas erholt.

„Und nun zur Pizza“

Anhand eines Beispiels, der viel geliebten Pizza, wollen wir hier einmal kurz erklären, was im Körper genau passiert, wenn Sie eine extrem Säure-bildende Mahlzeit zu sich nehmen. Das heißt natürlich nicht, dass wir Ihnen für immer den Appetit auf eine saftige Pizza verderben wollen. Ab und an darf man sich diese gewiss zu Gemüte führen oder aus ausgesuchten Zutaten, die nicht Säure-bildend sind einfach selber zubereiten.

Eine Pizza besteht in der Regel ausschließlich aus Säure-bildenden Zutaten. Weizenmehl, Salami, Käse, Tomatensoße, schlechtes Speiseöl – alles Säure-bildend. Hinzu kommen meistens auch noch Geschmacksverstärker, Stabilisatoren, Konservierungsmittel und weitere Zusätze.
Werden diese Zutaten nun im Magen und im Darm chemisch zerlegt, das heißt verdaut, entstehen enorm viele Säuren. Diese gelangen dann ins Blut. Aber dummerweise können diese Säuren nicht einfach so wieder ausgeschieden werden, sondern müssen vorher von anderen Stoffen im Blut neutralisiert werden. Denn sonst schaden die Säuren den Körperzellen.

Um die Säuren zu neutralisieren wird eine ganze Reihe von anderen, für den Körper wichtigen Stoffen benötigt, wie zum Beispiel Natriumhydrogencarbonat. Zudem braucht es Mineralstoffe wie Calcium, Magnesium und Kalium, um die „bösen“ Stoffe unschädlich zu machen. Aber die wichtigen, „guten“ Stoffe, welche dabei verbraucht werden, um die überschüssigen Säuren zu neutralisieren, die fehlen dann wiederum an anderer Stelle im Körper. Und wenn das zu einem chronischen Zustand wird, dann kann es zu einem Nährstoffmangel kommen. Dann gibt es gar nicht mehr genug „gute“ Stoffe im Blut, welche vor einer Übersäuerung schützen.

Basische Ernährung in der Praxis

Wie etwas schmeckt, bedeutet nicht gleichzeitig, dass es im Körper auch so wirkt. So sind frische Zitronen und ihr Saft natürlich ziemlich sauer, aber im Körper wirken sie nicht als Säure, denn sie sind nicht Säure-bildend. Im Gegenteil: Zitronen bringen eine stattliche Anzahl an Mineralstoffen mit sich, welche dringend gebraucht werden, um Säure im Körper zu neutralisieren und daher gehören sie auch auf jeden basisch orientierten Speiseplan. Dafür schmeckt Fleisch in keiner Weise sauer, wirkt im Körper aber extrem Säure-bildend. Bei dem weichen Geschmack von Milch hat man intuitiv auch eher den Eindruck, diese würde sich doch hervorragend dafür eignen, um Säuren im Körper zu neutralisieren. Aber das Gegenteil ist der Fall. Milch ist sogar sehr Säure-bildend.

Mit anderen Worten: Die Lebensmittel, die täglich auf den Teller kommen, sind weitaus komplizierter als man meinen sollte. Deshalb soll es im Folgenden vor allem um Lebensmittel gehen und wie diese für eine basische Ernährung praktisch eingesetzt werden.

Finger weg von Fertigprodukten!

Man muss es von vorneherein deutlich sagen: Die basische Ernährung ist eine komplizierte Angelegenheit, die sich nur mit etwas Mühe in den Alltag integrieren lässt. Denn das Wichtigste ist, dass Sie, um der Ausgewogenheit von „sauren“ und „basischen“ Lebensmitteln, nach dem Prinzip der basischen Ernährung, gerecht werden zu können, beinahe ausschließlich auf frische und gesunde Produkte setzen. Das schließt die meisten Besuche in Restaurants und so gut wie alle Fertigprodukte und Konserven von Beginn an aus. Wenn Sie nicht in ein Restaurant essen gehen, welches nur mit Bio-Produkten kocht, wenig oder nur spezielles Salz nutzt und Ihnen garantieren kann, dass in den Lebensmitteln, die verwendet werden, keine Zusatzstoffe wie Konservierungsstoffe, Farbstoffe, Stabilisatoren und weißer Industriezucker vorkommen, ist für Sie hier der Besuch sehr reglementiert.

In so ziemlich allen Fertigprodukten findet sich eine verhältnismäßig große Menge an billigem Salz und weißem Zucker. Beide dienen als Geschmacksverstärker und beide sind Gift für eine basische Ernährung. Von Farb- und Konservierungsstoffen wollen wir gar nicht erst anfangen.
Sie müssen sich daran gewöhnen, viel mehr die gesunden Produkte im Reformhaus oder im Bio-Markt einzukaufen. Und Sie müssen sich daran gewöhnen, wieder viel mehr Zeit damit zu verbringen, diese Nahrungsmittel dann bewusst zuzubereiten. Sie müssen lernen, wie Sie diesen Lebensmitteln Geschmack verleihen, ohne in die chemische, äußerst Säure-bildende Trickkiste zu greifen.

Wenn Sie einige dieser Grundsätze bereits für sich entdeckt haben, dann wird Ihnen der Start in die basische Ernährung nicht schwer fallen.

Aber sind wir doch ehrlich: Es ist doch wunderbar, wenn man wieder mehr selbst kocht. Genauso toll ist es auch, sich bewusster mit der Nahrung zu beschäftigen, die man so zu sich nimmt. Außerdem ist kochen ein kreativer Prozess, eine

Form der Kunst, wenn Sie so wollen. Wenn Sie mal darüber nachdenken, schlagen Sie eigentlich zwei Fliegen mit einer Klappe, wenn Sie auf eine basische Ernährung umsteigen:

Zum einen ernähren Sie sich wesentlich gesünder und genießen all die Vorteile, die diese Ernährungsform automatisch mit sich bringt. Und zum anderen lernen Sie richtig kochen, und zwar richtig gut und mit frischen Zutaten, anstatt nur eine Tütensuppe in heißes Wasser einzurühren, einen Kuchen mit einer Backmischung zuzubereiten oder die Pizza aus dem Karton und der Folie zu schälen oder sich diese bringen zu lassen. Wenn Sie das nicht als ein willkommenes Geschenk, sondern als quälende Muße betrachten, dann sollten Sie eigentlich die Finger von der basischen Ernährung lassen. Ein bisschen Einsatz und Euphorie für gutes, gesundes, selbst zubereitetes Essen sind hierbei nämlich unbedingt zu empfehlen.

Stichwort: Trennkost – Sinnvoll oder nicht?

Wir haben den Trennkost-Erfinder Howard Hay bereits im Kapitel über „Geschichtliches“ kurz kennengelernt. Er lehrte die strenge Trennkost Ende des 19. Jahrhunderts. Und wie so viele selbsternannte „Ernährungs-Päpste“ hielt er mit starken Worte und dampfigen Reden nicht gerade hinter dem Berg. Da Hay eine strikte Trennung zwischen basischen respektive sauren Lebensmitteln forderte und auch, weil dieses Thema immer wieder aufkommt, wenn es darum geht sich gesund und basisch zu ernähren, wollen wir uns das Konzept und seine Richtigkeit, nach dem modernen Stand der Forschung, einmal kurz anschauen.

Hay behauptete, der Grund allen Übels sei es, wenn sich im Magen und im Darmtrakt basische und saure Lebensmittel mischen würden. Die einen werden basisch zersetzt, bei den anderen entstehen Säuren. Diese giftige Mischung führe zu Übelkeit, Hautkrankheiten und sogar zu Schwermut – sprich zu mehr oder weniger allem, was man sich an Krankheiten wegen chronisch falscher Ernährung so vorstellen kann. Er behauptete einfach ins Blaue hinein, dass das nun mal so sei. Diese giftige Suppe aus Säuren und Basen würde sich im Darm ablagern und noch lange vor sich hin modern und faulen. Noch schlimmer: Es entstünden Schlacken, die ins Blut gelangen und sogar das Gehirn und damit die Stimmung und das Denken selbst verseuchen. Die Trennkost hingegen, also die Aufnahme von basischen und sauren Nahrungsmitteln nicht zusammen in einer Mahlzeit, sondern mit genügend Zeitabstand dazwischen jeweils getrennt voneinander, sorge dafür, dass der Körper wieder gut und zeitnah verdauen kann, keine Schlacken entstehen und alles besser wird.

Diese Thesen hat die Wissenschaft heute als ziemlichen Unsinn entlarvt. Zum einen ist der Magen immer übersäuert, weil die Magensäure darin extrem sauer ist. Da hilft es auch nicht, wenn man basisch esse. Zudem herrscht im nächsten Ort der Verdauung, im Dünndarm, immer eine basische Atmosphäre. Auch ablagern und vor sich hin faulen tut in den

Darmnischen nichts. So etwas kennt das komplizierte Verdauungssystem mit seinen unzähligen Enzymen, sprich: Unser Stoffwechsel überhaupt nicht. Und last but not least: Die meisten Lebensmittel, die wir so auf dem Speiseplan stehen haben, sind immer sowohl basisch als auch sauer. Das gilt auch für die meisten Gemüsesorten, die Hay noch als „neutral“ eingestuft hat.

Allerdings muss man sagen, dass die Hay´sche Trennkost sich sehr wohl als Diät zum Gewichtsverlust eignet, wenn man sie ein paar Wochen durchzieht. Das liegt vor allem an den harschen Regeln, die Hay für seine Trennkost aufstellt. So sollten nur 20 Prozent der Nahrung aus Eiweißen bestehen. Demgegenüber stehen 80 Prozent Kohlenhydrate. So muss man wirklich bei jedem Bissen darauf achten, was man gerade zu sich nimmt. Einige Forscher glauben, darin liege auch der Grund des Erfolges bei der Gewichtsabnahme – den Leuten vergeht schlicht der Spaß am Essen und der Appetit.

Langfristig ist die Trennkost nach der Hay´schen Basen-Säure-Ausgeglichenheit also kaum zu empfehlen, da die „richtige“ basische Ernährung eine langfristige Umstellung hin zu einer gesünderen, ausgewogeneren Ernährung darstellt. Aber als eine kurzfristige Diät, um ein paar Pfunde zu verlieren, kann man diese veraltete Form der Diät ruhig einmal ausprobieren.

Ganz wichtig! - Die 80/20 Regel

Wenn man sich auf Grundlage der basischen Ernährung mittel- und langfristig gesund ernähren möchte, dann heißt das nicht, dass man nur noch Basen-bildende Nahrungsmittel zu sich nehmen sollte. Ganz im Gegenteil: Das ist nicht nur vollkommen überflüssig, sondern auch noch ungesund. Wo eine Balance zwischen Basen und Säuren herrschen sollte, nämlich in unserem Körper, da würde man dort nur wieder für ein Ungleichgewicht sorgen. Nur diesmal wäre es zu basisch respektive nicht sauer genug.

Deshalb geben so ziemlich alle seriösen Ernährungsberater, Biochemiker und sonstige Experten auf diesem Gebiet, einstimmig die „80 zu 20" Faustformel heraus. Es ist unschwer zu erkennen, dass es sich hierbei wohl um Prozentangaben handeln muss.
Nach dieser Faustregel sollten für eine gesunde basische Ernährung 80 Prozent basische Nahrungsmittel auf den Tisch kommen. Die anderen 20 Prozent dürfen dann gerne aus Säure-bildenden Lebensmitteln bestehen.

Im Idealfall sorgt man natürlich dafür, dass diese 20 Prozent aus „guten" Säure-bildenden Nahrungsmitteln bestehen. Gegen Ende des Buches finden Sie eine umfassende Liste mit den entsprechend Basen-bildenden und „guten" sowie „schlechten" Säure-bildenden Lebensmitteln.

Wer auf Fleisch nicht verzichten will – mit der basischen Ernährung ist das prinzipiell auch kein Problem. Wer seine 20 erlaubten Prozent mit Fleisch, tierischen Produkten wie Eiern, Käse und Fisch füllen will, kann das gerne praktizieren. Dann sollten diese tierischen Produkte aber am besten aus dem „Bio-Regal" stammen, denn industriell verarbeitete tierische Nahrungsmittel weisen einen ungleich höheren Gehalt an Säure-bildenden Stoffen auf und enthalten darüber hinaus noch weitere Chemikalien, die die Natur eigentlich nicht dafür vorgesehen hat, in das Tier oder seine Produkte und darüber in den menschlichen Organismus zu gelangen.

Wer es sich aber gar nicht verkneifen kann, einmal in der Woche in einem Fast-Food-Burger zu beißen oder die billige Grillwurst auf den Grill zu werfen, wenn ein zünftiger Fußball-Abend mit Freunden auf dem Programm steht, braucht sich deshalb auch nicht gerade in Grund und Boden zu schämen. Denn wie gesagt: Die basische Ernährung ist eine langfristige Ernährungsumstellung hin zu einem gesünderen Leben und keine Crash-Diät! Man darf sich also ruhig mal den einen oder anderen Ausrutscher erlauben. Nur zu häufig sollte das auch nicht vorkommen, dann macht man sich nur selbst etwas vor.

Wichtig ist, sich an die 80/20-Regel zu halten und in der Masse die „guten" Produkte aus dem Bio-Markt zu wählen. Auch wenn diese natürlich etwas teurer sind – langfristig in eine gute Gesundheit zu investieren ist sicher die beste Geldanlage, die man treffen kann. Denn krank oder tot hat man von dem gesparten Geld, welches man angesammelt hat, weil man immer zu den qualitativ minderwertigen Produkten gegriffen hat, weil man zu geizig war, ja schließlich überhaupt nichts mehr. Auch sind Sie in der Lage, wenn Sie sich qualitativ hochwertig ernähren, Ihre Arbeitsfähigkeit und Ihren Geist möglichst lang und hochwertig zu erhalten, wodurch Sie im Umkehrschluss in der Lage sind mehr Geld zu verdienen, als wenn Sie schwach und krank sind. Wenn man es von dieser Position betrachtet, bildet die Ernährung im Allgemeinen den Ursprung von Allem.

Basisches Fasten – Der perfekte Start in ein neues Leben?

Manche Autoritäten auf dem Gebiet der basischen Ernährung empfehlen, dass man zum Einstieg in eine langfristige basische Ernährung mit der 80/20-Regel zuerst einmal eine strenge basische Diät durchlebt oder eben „basisches fastet". Man kann sich sicherlich auch vorstellen, was damit gemeint ist. Gemeint ist natürlich eine kurze Phase, in welcher man gar keine Säure-bildenden Nahrungsmittel mehr zu sich nimmt, sondern ganz streng nur noch hochwertige basische Lebensmittel auf dem Speiseplan stehen. Und hier sollte es auch wirklich keine Ausnahmen geben.

Worauf Experten wie Sabine Wacker besonderen Wert legen, ist, dass diese strengen Regeln nicht aufgeweicht werden. Grundsätzlich lässt sich sagen, dass nur Früchte und Gemüse auf den Teller kommen. Es sollte auch auf hochwertige Getreidesorten verzichten werden. Ebenfalls wichtig ist es, dass das basische Fasten komplett vegan ist. Und wenn man gut mit strengen Diäten umgehen kann, das heißt, diese auch ohne mit der Wimper zu zucken eiskalt durchzieht, dann macht man das basische Fasten nur noch mit Rohkost.

Warum auch nicht? Schließlich ist es nicht vorgesehen, sich derart unspektakulär für die nächsten Jahre zu ernähren. Es reicht völlig, wenn man das zu Anfang mal eine Woche durchzieht. Wer meint, ein basisches Fasten besonders nötig zu haben, weil die letzten Jahre aus einer reinen Fleischdiät mit Bier und Weißbrot bestanden haben, der darf den Zeitraum natürlich auch gerne etwas ausweiten. Aber länger als 10, maximal 14 Tage sollte es nicht werden. Denn dann würde man nur anfangen, sich mittelfristig unausgewogen zu ernähren. Schließlich ist das basische Fasten eine recht einseitige Angelegenheit, welche nur solange sinnvoll ist, wie der Körper es braucht, um kurzfristig mal etwas „von der Säure runterzukommen".

Wie gesagt: Besonders zu empfehlen ist es jedem, der einen richtig guten Start in die basische Ernährung erleben möchte. Da wirkt das basische Fasten beinahe wie eine Entgiftung. Und wenn man so „clean“ in ein neues Leben mit einer langfristigen, gesunden, basischen Ernährung geht, dann ist das sicherlich nicht nur sinnvoll, sondern auch ein schönes Erlebnis, welches recht motivierend wirken kann, weil man sofort Resultate bemerkt.

Zu empfehlen ist das basische Fasten aber auch mal für zwischendurch, auch wenn man sich bereits langfristig basisch ernährt. Es ist durchaus sehr gesund, sich mal für ein paar Tage in Verzicht zu üben und nur noch reine und hochwertige basische Lebensmittel zu konsumieren. Nur übertreiben sollte man eben, wie alles andere im Leben, auch nicht.

Der rein basische Tag

Genauso wie im vorherigen Abschnitt über „basisches Fasten“ beschrieben, kann auch einfach mal ein rein basischer Tag zwischendurch durchgeführt werden, wenn man sich bereits langfristig basisch ernährt. Zum Beispiel an einem festgelegten Tag in der Woche wirklich nur die Top-Lebensmittel unter den Basen-bildenden zu essen – Einen De-Luxe-Tag einlegen sozusagen.

Das macht durchaus Sinn, weil die basische Ernährung eine relativ komplizierte Form der Diät ist, ist sie im Alltag nämlich nicht immer praktikabel. Man wird zu Hochzeitsessen eingeladen, es finden Firmenessen statt, man trinkt einen Kaffee in der Pause mit den Kollegen, die man gern hat, beim Grillabend bei Freunden will man auch nicht immer als der Spaßverderber dastehen, der alles genau unter die Lupe nimmt, was auf den Grill und auf die Pappteller kommt – mit anderen Worten: Es machen sich nicht alle anderen auch so viele Gedanken um eine gesunde, basische Ernährung wie man selbst. Es liegt aber in der Natur des Menschen, dass er beim Essen gerne mit anderen Menschen zusammenkommt. Am Tisch findet beim Schlemmen eine nicht zu unterschätzende Sozialisation statt. Und wenn man da immer als der ewige Nörgler mit dem erhobenen Zeigefinger daneben steht, und dies nicht isst, weil, und das nicht isst, wegen, tja, dann wird man schnell zum ungern gesehenen Gast. Das geht schneller als man denkt, denn keiner mag Streber und Spielverderber.

Es ist ja auch gar nicht der Sinn einer langfristigen basischen Ernährung, nicht auch mal zwischendurch ein wenig zu sündigen. Man sollte Diät-Formen oder sonstige alternative Lebenswege nie zu ernst nehmen und schon gar nicht anfangen, damit hausieren zu gehen, zu predigen und andere auf Gedeih und Verderb bekehren zu wollen. Man sollte sein Ding durchziehen, den anderen deshalb aber nicht den Appetit verderben. Das führt dann sowieso nur dazu, dass einem keiner mehr zuhört, selbst wenn man noch so richtig liegt.

Und da Sie auf Hochzeitsfeiern, Firmenessen oder beim gemeinsamen Schlemmen mit „nicht-basischen" Freunden und Kollegen zwischendurch auch mal „sündigen", ist es eben sinnvoll, zwischendurch auch einen Tag mit rein basischer Ernährung einzuführen. Das gleicht die kleinen Sünden dann wieder aus. Suchen Sie sich einen festen Tag in der Woche oder zwei Mal im Monat aus, an denen Sie sich sowieso nicht großartig mit anderen beim gemeinsamen Essen sozialisieren müssen oder wollen, und durchleben Sie dann Ihren Tag des basischen Fasten. Das stört niemanden und tut Ihnen enorm gut – sowohl körperlich, als auch mental, weil Sie wissen, dass Sie die kleinen Sünden, die Sie essenstechnisch zwischendurch mal begangen haben, so wieder ausgleichen.
Wenn Sie keine festen Tage wählen können oder wollen, dann legen Sie diese Tage ruhig spontan ein. Gestern wurde beim Firmenessen oder beim Grillabend fürstlich geschlemmt und Sie haben nicht so sehr auf Ihre basische Ernährung geachtet, wie Sie gerne getan hätten? Dann legen Sie heute einfach Ihren basischen Fastentag ein.

Nur noch einmal: Übertreiben Sie es nicht. Machen Sie vor lauter Eifer nicht jeden zweiten Tag zu einem basischen Fastentag. Das ist wieder zu viel des Guten. Das ist blinder Aktionismus, der zu nichts führt.

Wenn Ihnen die Idee des rein basischen Fastentages zwischendurch gefällt – und das tut er bestimmt, weil er sinnvoll, logisch und konsequent ist, dann gönnen Sie sich auch ein paar echte De-Luxe-Nahrungsmittel an diesem besonderen Tag. Um Ihren Teller so gesund, schmackhaft und basisch wie nur möglich zu gestalten, erwartet Sie im Folgenden die Liste mit den Top 10 Basen-bildenden Lebensmitteln:

Die Top 10 der besten Basen-bildenden Nahrungsmitteln

Schwarzer Rettich

Der schwarze Rettich ist eine Wurzel, er ist – wer hätte es gedacht – von außen schwarz und ist leider so gut wie in Vergessenheit geraten. Wer sich gesund basisch ernähren will, sollte ihn aber wiederentdecken und mit auf den Speisezettel setzen. Am besten schmeckt er geraspelt oder sehr fein geschnitten als Zutat im Salat.

Oliven

Hat man eigentlich dauernd in der Hand und dann auch im Mund. Kaum einer kann Oliven widerstehen – zu Recht, wenn man bedenkt, wie gesund und Basen-bildend sie sind. Die schwarzen Oliven sind übrigens gesünder als die grünen – je dunkler, desto besser. Aber Obacht! Die meisten schwarzen Oliven, die man nicht im Bio-Markt kauft, sind mit Eisencluconat eingefärbt und haben ihre dunkle Farbe nicht durch einen längeren Reifeprozess erhalten

Keimlinge

Frisch gekeimte Samen, Keimlinge genannt, sind wahre Vitalitätsbomben, wenn es um eine gesunde und basische Ernährung geht. Hier eignen sich frische Keimlinge aller Art. Neben ihrer Basen-bildenden Eigenschaften bringen sie außerdem eine gute Portion Vitalstoffe wie Folsäure und das wichtige Vitamin B12 mit, welches man sonst fast nur in tierischen Nahrungsmitteln findet.

Erdmandel

Die Erdmandel, oder wie sie in Spanien und manchmal auch in unseren Regionen genannt wird: Chufa, ist eine knollenartige Wurzel eines tropischen Grases. Kaum einer kennt diese uralte Kulturpflanze noch. Deshalb muss man schon in den Bio-Markt oder ins Reformhaus, um diese zu erwerben. Hier gibt es sie meistens als Mehl oder als Flocken. Das Beste an der Erdmandel: Sie ist relativ süß und eignet sich auch zum Backen oder Garnieren.

Sesam

Sesam ist ein echter Hit, wenn es um eine gesunde Ernährung geht. Er wirkt stark Basen-bildend und kommt außerdem mit einer extra großen Portion an wichtigen Mineralstoffen in hoher Konzentration daher. Besonders sein hoher Calcium-Anteil muss dabei hervorgehoben werden.

Sesam-Salz

Wer noch nie von Sesam-Salz gehört hat, hat vielleicht schon mal seinen anderen Namen gehört: Gomasio. Wer auch das noch nie gehört oder gekostet hat, hat wirklich etwas verpasst. Sesam-Salz eignet sich nämlich hervorragend als Kochsalz-Ersatz und bringt außerdem jede Menge Mineralstoffe mit und schmeckt wunderbar nussig. Ein echter Hit.

Frische Kräuter

Frische Kräuter bringen nicht nur einen authentischen Geschmack mit auf den Tisch, sondern sind auch noch äußerst gesund, wenn es um eine basische Ernährung geht. Das Tolle daran: Man kann sie auch auf der eigenen Fensterbank züchten und hat damit immer den herrlich frischen Geschmack dieser Vitalstoff-Bomben günstig griffbereit.

Kartoffeln

Die Kartoffel gehören ganz klar mit in der Top 10. Sie verfügt über viel Vitamin C, eine gute Schaufel voll Kohlenhydrate und ein hoher Kalium-Anteil machen sie alleine schon attraktiv. Hinzu kommt, dass sie ganzjährig verfügbar ist, sich auf vielerlei Arten zubereiten lässt und sehr Basen-bildend wirkt.

Äpfel

Bei uns sind Äpfel ebenfalls ganzjährig erhältlich. Zudem sind sie vitaminreich und haben einen hohen Pektin-Gehalt. Dieser wiederum wirkt beruhigend auf den Darm. Und nicht zuletzt sind sie einfach verdammt lecker.

Bananen

Der hohe Kalium-Anteil ist es, welcher für die ungemein Basen-bildende Wirkung von Bananen sorgt. Außerdem machen sie richtig satt und sind somit die perfekte, strikt basische Mahlzeit für jeden Tag. Außerdem ist die Banane über das gesamte jahr verfügbar und schmeckt richtig toll.

„Saure Killer“ – Alkohol und Zigaretten

Nach der Top 10 der De-Luxe-Lebensmittel unter den Basen-bildenden kommen wir anschließend direkt zu den absoluten Gesundheitskillern, sprich dem „No-Go“ für eine basische Ernährung – Zigaretten und Alkohol.

Tja, das hören wohl die Wenigsten gern, denn knapp 40 Prozent der zwischen 25- und 35-jährigen in Deutschland rauchen – und das nicht nur gelegentlich, sondern intensiv. Und hier und da trinkt auch die Mehrheit sicherlich einen guten Tropfen Alkohol.

Aber keine Sorge – ab und zu mal an gemütlichen Abenden mit Freunden eine zu rauchen – also ein sogenannter „Gesellschaftsraucher“ zu sein, ist eigentlich nicht schlimm, zumindest nicht bezogen auf die basische Ernährung. Solange es bei einem „gesunden“ Maß bleibt, beeinträchtigt das den Säure-Basen-Haushalt des Organismus nicht großartig, zumindest wenn die übrige Ernährung darauf abgestimmt ist.

Es ist hingegen ein großes Problem, wenn man wirklich Raucher ist. Nicht nur, dass bestimmte Stoffe ins Blut gelangen, die „sauer“ sind und deshalb auch wieder abtransportiert werden müssen, sondern vor allem wird durch das regelmäßige Rauchen die Lungenfunktion massiv beeinträchtigt. Und wie wir im Kapitel über die Biochemie im menschlichen Körper im Kontext zur basischen Ernährung bereits gelernt haben, wird ein großer Teil der ungesunden, sauren Stoffe über die Lunge ausgeatmet. Da ist es nur logisch, dass, wenn die Lunge durch das ständige Rauchen in ihrer Funktion beeinträchtigt ist, auch mehr „saure“ Stoffe im Körper bleiben und dieser in der Folge schneller übersäuert.

Mit dem Alkohol verhält es sich mehr oder weniger genauso. Gelegentlich mit den Freunden ein paar Bierchen oder wenige Gläser Wein zu trinken ist überhaupt kein Problem. Alkohol wirkt auf den Körper zwar immer enorm sauer, aber wer sich den Rest der Zeit gesund basisch ernährt, der fängt das locker wieder auf. Ganz anders sieht es aus, wenn man täglich trinkt. Dann schmeißt man quasi extrem saure Bomben in seinen Organismus, welche dieser nur unter größter Anstrengung entsorgen kann. Kommt dann noch eine ungesunde, saure Ernährungsweise hinzu, dann steht es mit dem körpereigenen Schutz vor Übersäuerung nicht mehr sehr gut. Und wer über Jahre zu viel trinkt, der ruiniert sich nicht nur den Magen und den Darm und damit den PH-Wert in den beiden Regionen, sondern belastet vor allem seine Niere. Das kann schnell zu dauerhaften Schäden an diesem so wichtigen Ausscheidungsorgan führen. Und wenn die Niere die „sauren" Stoffe nicht mehr ordentlich ausscheiden kann, weil sie durch chronischen Alkoholgenuss in ihrer Funktion gestört ist, dann ist klar was passiert: Zu viele „saure" Stoffe bleiben im Körper und der Körper übersäuert.

Kurze Fakten über Alkohol:

- Gerade hochprozentiger Alkohol wird im Körper sauer verstoffwechselt.

- Beim Abbau von Alkohol werden sehr viele der basischen Mineralstoffe (Magnesium, Natrium, Kalzium, Zink) im Körper verbraucht. Ein Mangel an diesen Mineralien kann ebenfalls zu einer Übersäuerung führen.

- Alkohol wirkt entwässernd. Ausreichend Wasser ist aber nötig, um Giftstoffe ausscheiden zu können. Ansonsten steigt die Säurebelastung im Körper.

- Alkohol reizt die Magenschleimhaut und kann zu einem Anstieg der Magensäure führen. Der Magen übersäuert durch Alkohol. Die Folge sind Sodbrennen, Übelkeit und saures Aufstoßen.

Es ist wirklich schwierig in einer Gesellschaft, wie der unseren, komplett auf Alkohol zu verzichten. Da wird man schnell zum sozialen Außenseiter. Außerdem, sind wir ehrlich, ist es auch ganz schön und entspannend und damit mental durchaus gesund, hier und da mal ein kleines Gläschen zu trinken. Wenn Sie sich aber langfristig gesund-basisch ernähren wollen, dann sollten Sie Ihren Alkoholkonsum einmal beobachten und eventuell einer strengen Prüfung unterziehen. Eventuell ist das eine oder andere Glas zu viel dabei.

Wenn Sie zu den „echten" Gewohnheitstrinkern gehören, dann müssen Sie damit aufhören, wenn Sie sich gesund-basisch ernähren wollen. Sonst sind das gesamte Vorhaben und die aufgebrachte Mühe umsonst. Wer täglich 10 Bier trinkt, der hat einen „sauren" Körper, egal wie viel basischen Salat er auch dagegen isst. Das Gleiche gilt für starke Raucher. Lassen Sie es bleiben oder reduzieren Sie es massiv, wenn Sie es mit der basischen Ernährung wirklich ernst meinen.

Prinzipiell ist zu empfehlen das Rauchen und das Trinken von Alkohol komplett einzustellen, unabhängig von der angestrebten Ernährungsform. Rauchen ist für den Körper eine Form der Selbstzerstörung. Dies verdeutlicht nur zum Bruchteil diese kleine Statistik:
1er von 10 Rauchern erkrankt an Lungenkrebs
9 von 10 Lungenkrebspatienten sind Raucher

Wir möchten in diesem Buch nicht predigen oder „besser wissen", darum geht es in diesem Text nicht, deswegen bleibt dieser kleine Auszug unkommentiert. Überdenken Sie es gern für sich selbst und wägen Sie ab, ob Sie diese Genussmittel, um sich basisch zu ernähren, reduzieren können oder gegebenenfalls komplett einstellen.

Fazit

Die basische Ernährung – Ihre Vor- und Nachteile

Wie so ziemlich alles, was mit der eigenen Lebensführung zu tun hat, gibt es auch bei der basischen Ernährung Vor- und Nachteile. Es gilt diese für sich abzuwiegen und dann ein fundiertes Urteil darüber zu fällen. Deshalb wollen wir hier einmal die wichtigsten Gesichtspunkte zusammenfassen. Da die basische Ernährung aber mehr erkennbare Vorteile denn Nachteile hat, fangen wir mit den Nachteilen an.

Die Nachteile

1. Gesundheitlich wird es mit der basischen Ernährung nur bedenklich, wenn Sie es übertreiben. Sie müssen sich nicht nur noch basisch ernähren. Im Gegenteil: Das wäre äußerst töricht und ungesund, weil der Körper auch Säuren, und nicht nur Basen, benötigt. Achten Sie nur darauf, dass Sie vermehrt „gute" Säure-bildenden Nahrungsmittel zu sich nehmen und immer an die goldene Regel denken: 80 Prozent der Nahrung sollten aus gesunden Basen-bildenden Nahrungsmitteln bestehen, die restlichen 20 Prozent aus guten Säure-bildenden.

2. Die basische Ernährung ist eine äußerst anspruchsvolle Form der Diät – und Diät ist hier nicht im Sinne von „Abnehm-Kur", sondern im Sinne von „Ernährungsform" gemeint. Das heißt, dass Sie sich enorm viel Wissen über Nahrungsmittel aneignen müssen. Ebenfalls müssen Sie genau beobachten, was und wie Sie es zubereiten und wie viel Sie von welchem Nahrungsmittel zu sich nehmen. Einigen macht das große Freude. Manche Menschen lieben es, sich mit sich und dem, was sie essen und trinken, zu beschäftigen. Das kann aber auch schnell zur Manie

und sogar zu einer ernsten Neurose führen, in deren Folge man eine Essstörung entwickeln kann. Wenn sich alles nur noch um Nahrung und Verdauung dreht, dann ist man ganz bestimmt auf dem Holzweg. Und das kann einigen, die schnell den Überblick über solche komplexen Themen wie „basische Ernährung" verlieren, über kurz oder lang durchaus passieren.

3. Es kann dazu kommen, dass die Sozialisation etwas leidet, wenn man sich streng basisch ernährt. Man kann sich dann nicht mehr so oft mit den Kollegen an die Currywurst-Bude oder an den Pizza-Stand stellen. Oft sitzt man in der Pause dann alleine vor seiner Tupper-Dose, die mit selbst zubereiteten, gesund-basischen Mahlzeiten gefüllt ist. Auch seinen Alkoholkonsum muss man eventuell deutlich einschränken, was auf das Umfeld schon etwas verstörend wirken kann. Und auch die Familie zu Hause, sofern vorhanden, hat eigentlich kaum eine Wahl, als dann mit zu ziehen. So ist die basische Ernährung eigentlich eine Familienangelegenheit und sollte auch als solche entschieden werden.

Die Vorteile

1. Das Gleichgewicht des Säure-Basen-Haushalts in sämtlichen Regionen des Körpers verbessert sich. Die Zellen werden weniger angegriffen und der ganze Organismus kann ungestörter und besser arbeiten.

2. Die basische Ernährung wirkt sich positiv auf einen stabilen, gesunden Blutdruck aus.

3. Allerlei Alltags-Krankheiten (können) verschwinden, sofern ein gestörter Säure-Basen-Haushalt die Ursache ist. Von Cellulite bis Karies, von einer allgemeinen Müdigkeit bis zu Stimmungsschwankungen, von chronischen Gelenkschmerzen bis zu Gicht und Rheuma, von sporadischen Kopfschmerzen und

Migräne bis zu einem unruhigen Magen und Darm – alles wird besser, wenn man sich langfristig basisch ernährt.

4. Zahlreiche Ernährungsberater, Forscher und Mediziner weisen auf die positiven Eigenschaften der basischen Ernährung bezüglich Krebserkrankungen hin. Diese Form der Ernährung unterstützt demnach sowohl den Heilungsprozess, als auch vor allem die Vorbeugung.

5. Zahlreichen Alterserkrankungen beugt die basische Ernährung vor, wenn man früh genug damit anfängt.

6. Nicht vergessen sollte man auch, dass man durch diese sehr bewusste Form der Ernährung wieder ein ganz anderes Verhältnis zu seiner Nahrung bekommt. Wer nicht mehr im Vorbeigehen irgendetwas herunterschlingt, sondern seine Nahrung bewusst aussucht und selber zubereitet, empfindet oft ganz automatisch wieder eine große Lust am Essen – nicht an dem „Zuviel", sondern an dem „Was".

7. Da in der basischen Ernährung nur in Ausnahmefällen Geschmacksverstärker zu sich genommen werden, erholt sich der Geschmackssinn. Man kann wieder richtig schmecken und die Nuancen der einzelnen Nahrungsmittel genießen, anstatt nur grob zwischen süß, sauer, salzig und scharf unterscheiden zu können. Auch das ist ein großes Plus für die eigene Lebensqualität. Denn gutes und gesundes Essen macht viel Freude.

8. Durch die gesunde, bewusste Form der Ernährung wird der Körper wieder fit und man hat deutlich mehr Energie. Diese Energie lässt sich dann für das Leben und den Alltag, die Arbeit oder die Liebesbeziehung einsetzen.

9. Nicht selten führt eine basische Ernährung auch langfristig dazu, dass man etwas an Gewicht verliert.

Das Gute daran: Man hält sein Gewicht mühelos, weil man sich bewusst ernährt. Es kommt zu keinem Jojo-Effekt. Deshalb ist die basische Ernährung auch gut als langfristige Ernährungsumstellung zu empfehlen, wenn man durch eine andere Diät viel Gewicht verloren hat und dieses nicht wieder in ein paar Wochen auf den Rippen haben möchte.

Bloß nicht den Humor verlieren!

Der Mensch sollte niemals seinen Humor verlieren, denn ohne eine gute Portion von diesem, dafür aber alles ständig immer viel zu ernst nehmend, kann keiner die Geheimnisse und Wendungen des Universums und des Lebens darin auch nur in Ansätzen genießen – vor allem nicht das eigene Leben, wenn man nicht auch über sich selbst lachen kann.

Das gilt besonders für das Essen. Das Essen ist essentiell für den menschlichen Organismus. Außerdem hat es etwas mit Genuss zu tun, mit Freude, mit Lebensqualität. Deshalb sollte man auch bezüglich seiner Nahrung immer ein Auge für die komischen und skurrilen Momente offen haben.

Nun ist es leider oft so, dass Menschen, die sich eine solch komplexe und komplizierte Form der Ernährung, wie die basische Ernährung, ausgesucht haben, genau diesen Humor verlieren. Für sie wird jeder Bissen, jeder Schluck zu einer äußerst ernsten Angelegenheit, die keine Kompromisse duldet. Oft versuchen diese Menschen dann auch noch ungefragt alle anderen in ihrem Umfeld davon zu überzeugen, wie Recht sie doch haben – und das fast in der Manier einer quasi heiligen Nahrungs-Inquisition.

Davor wollen wir Sie zum Abschluss auf jeden Fall warnen. Keiner mag Spielverderber. Streber und „Klugscheißer" sind auch nicht gerade gern gesehen und finden nur untereinander zusammen. Außerdem verderben Sie sich auch nur selbst den Spaß am Leben, wenn Sie das mit der Ernährung stets viel zu ernst nehmen. Das, was zu einer besseren Lebensqualität führen sollte, nämlich die Umstellung auf eine basische Ernährung mit all deren Vorteilen, welche diese mit sich bringt, wird dann schnell zum Fluch.

Genießen Sie Ihre neue Ernährungsform, Ihre verbesserte Gesundheit, Ihre größere mentale Stärke doch einfach und fallen Sie anderen nicht mit gut gemeinten Ratschlägen auf die angespannten Nerven. Früher oder später werden die Menschen in Ihrem Umfeld sowieso auf Sie zukommen, weil

Sie wissen wollen, warum Sie so guter Dinge sind und so gesund und gut aussehen. Genau dann können Sie mit Ihrem Wissen und Ihrem Erfahrungsschatz über die basische Ernährung glänzen.

Aber bis dahin gilt: Still genießen! Und freuen Sie sich über das gute Stück Lebensqualität, welches Sie für sich neu entdeckt haben. Begraben Sie diese nicht unter einem Haufen voller Ernsthaftigkeit. Denn auch wenn das Thema „Ernährung" natürlich unsere volle Aufmerksamkeit verdient und ein sehr ernstes Thema ist – es ist nicht das einzige, was zählt. Der Mensch ist zwar, was er isst – aber das Essen schmeckt ihm einfach nicht mehr, wenn er den Humor verloren hat.

Wenn Sie sich langfristig basisch ernähren, dann haben Sie schon viel mehr für Ihre Gesundheit getan, als die meisten anderen. Sie sind einen großen, einen mutigen Schritt gegangen, denn Sie haben Ihre Ernährung quasi komplett umgestellt und verstehen auch viel besser, wie der Körper und die darin aufgenommene Nahrung funktionieren. Freuen Sie sich darüber. Und Sie dürfen das auch gerne mal mit einem opulenten Mahl unter Freunden feiern, auch wenn das eine „saure" Orgie mit viel Alkohol bedeutet. Das haben Sie sich verdient, denn schließlich sind Sie gesund genug, dass Ihr Körper das locker wieder auffängt – dank der Umstellung auf die basische Ernährung, an der Sie sich freuen und nicht verbissen und ernst die Zähne ausbeißen sollen.

Guten Appetit und eine angenehme, basische Zeit wünscht Ihnen,

Ihr Alexander Krano.

P.S.: Auf den folgenden Seiten finden Sie die bereits genannte, umfangreiche Nahrungsmittelliste zu „guten" und „schlechten" Säure-bildenden Lebensmitteln sowie zu den Basen-bildenden Nahrungsmitteln.

Liste mit Basen-bildenden und Säure-bildenden Nahrungsmitteln

Es folgt nun eine umfangreiche Liste mit Lebensmitteln und deren Einordnung in Basen-bildend beziehungsweise Säure-bildend. Da diese Unterscheidung aber nicht ausreicht, weil man nicht alle Säuren-bildenden Lebensmittel als „schlecht" bezeichnen kann, unterscheiden wir „gute" von „schlechten" voneinander. Außerdem wollen wir der besseren Übersichtlichkeit halber ebenfalls – dort, wo es notwendig ist, unterscheiden zwischen Gemüse, Obst, Milchprodukten, Getränken und anderen Kategorien.

Anhand dieser Liste können Sie anfangen, Gerichte zu kreieren und Ihren Ernährungsplan aufzustellen. Die Liste dient Ihnen auch später in der Praxis als kleines Nachschlagewerk, bis Sie sicher im Umgang mit den jeweiligen Lebensmitteln und deren Eigenschaften sind.

Gute Säure-bildende Lebensmittel

- Vollkorngetreide (z.B. Dinkel, Roggen, Gerste, Hafer, [...])
- Vollkorn-Getreideprodukte wie Bulgur und Couscous (aus Dinkel, kein Weizen)
- Hafer/Haferflocken
- Hirse und Vollkornreis (brauner Reis)
- Hülsenfrüchte (z.B. Kernbohnen, Linsen, Kichererbsen, getrocknete Erbsen [...])
- Kakaopulver in hoher Qualität sowie selbst gemachte Schokolade
- Mais (z.B. Polenta, Mais-Pasta)
- Nüsse (z.B. Walnüsse, Haselnüsse, Macadamianüsse, Paranüsse, Kokosnuss [...])
- Ölsaaten (z.B. Leinsaat, Sesam, Hanfsaat, Sonnenblumenkerne, Kürbiskerne, Mohn, Chiasamen [...]; lässt man die Saaten keimen, werden sie – je nach Keimdauer – basisch)
- Pflanzliche Proteinpulver (z.B. Hanfprotein, Reisprotein und Erbsenprotein)
- „Pseudogetreide“ (z.B. Quinoa, Amaranth, Buchweizen)
- Tierische Produkte aus biologischer Landwirtschaft in überschaubaren Mengen (z. B. Bio-Eier oder Fisch aus Bio-Aquakultur)
- Tofu (nur Bio) und hochwertige fermentierte Bio-Sojaprodukte wie Miso und Tempeh

Gute Säure-bildende Getränke

- Grüntee (richtig zubereitet – bei niedrigen Temperaturen und kurzer Ziehdauer)
- Matcha
- Lupinenkaffee
- Trinkschokolade (selbst gemacht, z. B. aus Mandelmilch und Rohkost-Kakaopulver)
- Hochwertige pflanzliche Drinks (Reisdrink, Haferdrink, Sojadrink – jeweils ohne Süßungsmittel, Aromen, Verdickungsmittel)

Etwas länger wird die Liste der „schlechten“ Säure-bildenden Lebensmittel, wenn es um eine strenge basische Ernährung geht:

Schlechte Säure-bildende Getränke

- Alkohol- und koffeinhaltige Soft-Drinks
- Fertiggetränke (z.B. Limonade, Cola, Fruchtsaft aus Konzentrat, Isodrinks, Proteindrinks, gezuckerte Milchshakes, [...])
- Kaffee, auch Getreide-, Instant- und koffeinfreier Kaffee
- Milch (gilt nicht für alle Menschen, manche Menschen können z. B. Ziegenmilch oder auch rohe Kuhmilch gut vertragen und daher auch gut verstoffwechseln)
- Mineralwasser und generell kohlensäurehaltige Getränke
- Tee (schwarzer Tee, Früchtetee, Eistee [...]) lediglich Kräutertees sind basisch, ja sogar hoch basisch und daher sehr zu empfehlen

Schlechte Säure-bildende Lebensmittel pflanzlichen Ursprungs

- Essig (Weinessig, Balsamico – Ausnahme: naturtrüber Apfelessig)
- Fertigprodukte aller Art (insbesondere solche aus konventioneller Erzeugung)
- Getreideprodukte aus Auszugsmehlen (Back- und Teigwaren wie Brot, Brötchen, Laugengebäck, Kuchen, Gebäck, Nudeln, viele Cornflakes-Sorten […])
- Glutenhaltige Produkte (z.B. Produkte aus Seitan, wie vegetarische Würste, Aufschnitt, Bolognese […])
- Ketchup (Ausnahme: selbst gemachtes Ketchup z.B. aus Tomaten und Datteln)
- Sauerkonserven
- Senf (Ausnahme: hochwertiger Bio-Senf ohne Säure-bildende Zusätze)
- Sojaprodukte (wenn stark verarbeitet, insbesondere das texturierte Sojaprotein, das mit „TVP“ abgekürzt wird und in getrockneter Form als Grundlage für Hackfleischersatz, Gulaschersatz und Co. angeboten wird)
- Speiseeis (auch Wasser-, Soja- und Joghurteis – Ausnahme: Basisches Eis)
- Süßungsmittel wie Dicksäfte, aber auch Honig, wenn in großen Mengen als Süßungsmittel eingesetzt.
- Zucker (sämtliche Produkte, die Haushaltszucker enthalten) – Kokosblütenzucker gilt als guter Säurebildner, wenn er in kleinen Mengen verzehrt wird.

Schlechte Säure-bildende Lebensmittel tierischen Ursprungs

- Eier aus konventioneller Landwirtschaft
- Fisch und Meeresfrüchte aus konventioneller Aquakultur oder aus belasteten Regionen stammend
- Fleisch aus konventioneller Landwirtschaft
- Fleischbrühe, Wurstwaren, Schinken
- Milchprodukte (z.B. Quark, Joghurt, Kefir, Molke und alle Käsesorten, auch von Schaf und Ziege; gerade auch alle fettarmen Milchprodukte)
  Ausnahme: Butter, Ghee und Sahne (in Bio-Qualität), die neutral eingestuft werden.

Kommen wir jetzt zu den Basen-bildenden Lebensmitteln und Getränken. Hier unterscheiden wir nicht zwischen „gut" und „schlecht", denn wenn man sich bewusst weniger „sauer" ernähren will, sind eigentlich alle Basen-bildenden Lebensmittel herzlich willkommen. Da hier die Listen aber länger sind, haben wir die Unterscheidung zwischen den einzelnen Kategorien differenzierter gestaltet, damit die Liste als Nachschlagewert übersichtlicher bleibt. Innerhalb der Listen sind die einzelnen Lebensmittel alphabetisch geordnet.

Basen-bildendes Obst

- Äpfel
- Ananas
- Aprikosen
- Avocado
- Bananen
- Birnen
- Clementinen
- Datteln (frisch)
- Erdbeeren
- Feigen
- Grapefruits
- Heidelbeeren
- Himbeeren
- Honigmelone
- Johannisbeeren
- Kirschen (süß & sauer)
- Kiwis
- Limetten
- Mandarinen
- Mangos
- Mirabellen
- Nektarinen
- Oliven
- Orangen
- Pampelmusen
- Papaya
- Pfirsiche
- Pflaumen
- Preiselbeeren
- Quitten
- Stachelbeeren
- Wassermelonen
- Weintrauben
- Zitronen
- Zwetschgen

Basen-bildende Pilze

- Austernpilz
- Champignon
- Morchel / Mu-Err-Pilze
- Pfifferlinge
- Shiitake
- Steinpilze
- Trüffel

Theoretisch sind alle Pilz-Sorten Basen-bildend. Achten Sie darauf, dass Sie vorrangig frische Pilze verwenden und keine aus der Dose.

Basen-bildendes Gemüse

- Algen (Spirulina, Chlorella, Nori, Wakame […])
- Artischocken
- Auberginen
- Bleichsellerie
- Blumenkohl
- Bohnen (grün)
- Brokkoli
- Chicorée
- Chinakohl
- Erbsen (frisch)
- Fenchel
- Frühlingszwiebeln
- Grünkohl
- Gurken
- Karotten
- Kartoffeln
- Kohlrabi
- Kürbisse
- Lauch
- Mangold
- Okraschoten
- Paprika
- Pastinaken
- Radieschen
- Rettich
- Rosenkohl
- Rote Bete
- Rotkohl
- Schalotten
- Schwarzwurzeln
- Spargel
- Spitzkohl
- Süßkartoffeln
- Tomaten (roh)
- Weißkohl

- Wirsing
- Zucchini
- Zwiebeln

Basen-bildende Kräuter und Salate

- Basilikum
- Bohnenkraut
- Borretsch
- Brennnessel
- Brunnenkresse
- Chinakohl
- Chilischoten
- Dill
- Eichblattsalat
- Eisbergsalat
- Endivien
- Feldsalat
- Fenchelsamen
- Gartenkresse
- Ingwer
- Kapern
- Kardamom
- Kerbel
- Koriander
- Kopfsalat
- Kresse
- Kreuzkümmel
- Kümmel
- Kurkuma
- Lattich
- Liebstöckel
- Löwenzahn
- Majoran
- Meerrettich
- Melde (spanischer Salat)
- Melisse
- Muskatnuss
- Nelken
- Oregano
- Petersilie

- Pfeffer (alle Arten)
- Pfefferminze
- Rosmarin
- Rucola
- Safran
- Salbei
- Schnittlauch
- Schwarzkümmel
- Thymian
- Vanille
- Wildpflanzen und Wildkräuter
- Zimt
- Zitronenmelisse

In dieser Liste finden Sie nicht alle entsprechenden Lebensmittel, sondern nur die üblichsten. Mit der Gesamtheit von Salaten und Kräuter kann man in der basischen Ernährung eigentlich keine Fehler machen.

Basen-bildende Sprossen und Keime

- Alfalfa-Sprossen
- Bockhornklee-Sprossen
- Braunhirse-Sprossen
- Broccoli-Sprossen
- Dinkel-Keimlinge
- Gersten-Keimlinge
- Hirse-Sprossen
- Leinsamen-Sprossen
- Linsen-Sprossen
- Mungobohnen-Sprossen
- Radieschen-Sprossen
- Rettich-Sprossen
- Roggen-Keimlinge
- Rotkohl-Sprossen
- Rucola-Sprossen
- Senf-Sprossen
- Sonnenblumenkern-Sprossen
- Weizen-Keimlinge

Basen-bildende Nüsse

- Erdmandeln
- Esskastanien
- Mandelmus
- Mandeln

Basen-bildende Getränke

- Früchte-Smoothies (am besten selbstgemacht aus den weiter oben genannten Basen-bildenden Früchten)
- „Grüne" Smoothies (aus den genannten Zutaten)
- Kräutertees (sehr zu empfehlen, weil hoch basisch)
- Protein-Shake aus Lupinen-Protein
- Wasser
- Zitronenwasser (den Saft einer ganzen ausgepressten Zitrone auf knapp ½ Liter stilles Wasser)

Da man bei der basischen Ernährung auf jeden Fall auf Industriezucker (weißer Zucker) verzichten sollte und auch die meisten anderen Zuckerarten wie Rohrzucker eher Säure-bildend sind, muss man sich etwas einfallen lassen, wenn man seine empfohlenen Kräutertees und andere Speisen etwas versüßen möchte. Einige Süßungsmittel eignen sich hervorragend für eine basische Ernährung. Diese wären:

Basen-bildende Süßungsmittel

- Selbstgemachter Dicksaft aus Trockenfrüchten und Wasser (kalt im Mixer mischen, nicht kochen)
- Stevia (das grüne Pulver)
- Xylit und Erythrit (in verträglichen Mengen)

Haftungsausschluss

Der Inhalt dieses Buches wurde mit größter Sorgfalt erstellt und überprüft. Für die Vollständigkeit, Aktualität und Richtigkeit der Inhalte kann jedoch keine Garantie oder Gewähr übernommen werden. Der Inhalt dieses Buches repräsentiert die persönlichen Erfahrungen und Meinungen des Autors und dient nur dem Unterhaltungszweck.

Der Inhalt darf nicht mit medizinischer Hilfe verwechselt werden. Es wird keine juristische Verantwortung für Schäden übernommen, die durch kontraproduktive Ausübung oder Fehler des Anwenders entstehen. Es kann auch keine Garantie für Erfolg übernommen werden. Der Autor übernimmt daher keine Verantwortung für das
Nicht-Erreichen der im Buch beschriebenen Ziele.

Es können Links zu anderen Webseiten im Buch vorhanden sein. Es besteht kein Einfluss auf die Inhalte dieser Webseiten, daher kann für diese Inhalte keine Gewähr übernommen werden. Die Webseiten wurden zum Zeitpunkt der Verlinkung auf mögliche Rechtsverstöße überprüft. Für die Inhalte der verlinkten Webseiten ist der jeweilige Anbieter bzw. Betreiber verantwortlich. Zum Zeitpunkt der Verlinkung konnten keine rechtswidrigen Inhalte festgestellt werden.

Impressum

In Zusammenarbeit mit:

Theodor Schäfer
c/o Papyrus Autoren-Club,
R.O.M. Logicware GmbH
Pettenkoferstr. 16 – 18
10247 Berlin

Jahr der Veröffentlichung: 2017

Verantwortung für den Druck: Amazon Distribution GmbH, Leipzig

12417357R00039

Printed in Germany
by Amazon Distribution
GmbH, Leipzig